BEI GRIN MACHT SICH IHR WISSEN BEZAHLT

AF153350

- Wir veröffentlichen Ihre Hausarbeit, Bachelor- und Masterarbeit

- Ihr eigenes eBook und Buch - weltweit in allen wichtigen Shops

- Verdienen Sie an jedem Verkauf

Jetzt bei www.GRIN.com hochladen und kostenlos publizieren

GRIN

Periodisierung in der Rehabilitation. Ruptur des Ligamentum cruciatum anterior

Niklas Tscherner

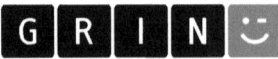

Bibliografische Information der Deutschen Nationalbibliothek:

Die Deutsche Nationalbibliothek verzeichnet diese Publikation in der Deutschen Nationalbibliografie; detaillierte bibliografische Daten sind im Internet über http://dnb.d-nb.de abrufbar.

ISBN: 9783346651921
Dieses Buch ist auch als E-Book erhältlich.

Druck und Bindung: Books on Demand GmbH, Norderstedt Germany
Gedruckt auf säurefreiem Papier aus verantwortungsvollen Quellen

Das vorliegende Werk wurde sorgfältig erarbeitet. Dennoch übernehmen Autoren und Verlag für die Richtigkeit von Angaben, Hinweisen, Links und Ratschlägen sowie eventuelle Druckfehler keine Haftung.

Das Buch bei GRIN: https://www.grin.com/document/1217888

Periodisierung in der Rehabilitation - Ruptur des Ligamentum cruciatum anterior

Fachbereich: Modul 6.1 Trainingsplanung und Trainingssteuerung

Studiengang: Sportwissenschaften

Vorgelegt von: Tscherner, Niklas

Matrikel-Nummer:

Studiengruppe: MA/SWS/WS2021/1/IS

Abgabetermin: 03.02.2022

Inhaltsverzeichnis

Abbildungsverzeichnis

1. Einleitung

Correntin Tolisso, Niklas Süle, Marco Reus und Federico Chiesa sind allesamt erfolgreiche Fußballspieler. Federico Chiesa gewinnt mit seiner Nationalmannschaft im Juni 2021 die Europameisterschaft (vgl. Sportschau, 2022). Niklas Süle und Correntin Tolisso gewinnen im selben Jahr mit dem FC Bayern München die Deutsche Fußballmeisterschaft. Neben den zahlreichen Erfolgen, welche alle vier Athleten schon feiern durften, gibt es mindestens eine weitere Gemeinsamkeit: jeder der genannten Spieler hat sich bereits einen Kreuzbandriss zugezogen. In der Fachsprache kommt es zur Ruptur des Ligamentum cruciatum anterior.

Die Verletzung des Kniegelenks gehört nicht nur wegen der Häufigkeit, sondern auch wegen des komplizierten Aufbaus zu den bedeutsamsten Sportverletzungen (vgl. Markworth, 2010). Wie aus der Arbeit von Kohn und Kollegen hervorgeht, liegt die Inzidenz bei 46 pro 100.000 Einwohner. Daraus abgeleitet erhält man einen Anzahl von 35.000 Kreuzbandrupturen pro Jahr in der BRD, was dieses Verletzungsbild zur häufigsten Knieverletzung macht (vgl. Kohn et al., 2020). Nur um die 30 Prozent aller Wettkampfsportler schaffen es jedoch wieder das alte Leistungsniveau zu erreichen, bei Ausfallzeiten von mindestens sechs Monaten (vgl. Widhalm, 2017). Die Kommerzialisierung aber auch die Professionalisierung gewinnt im Fußballsport immer mehr an Bedeutung. Zunehmend wird auch die Periodisierung bzw. Trainingssteuerung immer wichtiger, denn Spieler der UEFA-Spitzenklubs können demnach auf bis zu 60 Einsätze kommen, mindestens jedoch auf 34. Durchschnittlich kommt man so auf zwei Spiele pro Woche (vgl. Alexander, 2021, S. 171).

Auch wenn Verletzungsursachen multimodal betrachtet werden müssen, schafft es das Trainerteam im besten Fall Verletzungen zu verhindern, bevor sie sich überhaupt ereignen. Trotz Maßnahmen der Verletzungsprävention besteht ein Restrisiko auf Verletzungen am Kreuzband.

Ziel dieser Arbeit ist es daher die Periodisierung in der Rehabilitation einer Kreuzbandruptur anhand eines Fallbeispiels aus dem Profisports zu begleiten.

Basis um die Fragestellung zu beantworten, ist der Theoretische Hintergrund. Zu Beginn soll Aufschluss über die Anatomie des Kniegelenks gegeben werden. Versteht man die anatomischen und funktionellen Aspekte des Kniegelenks, so ist es möglich die Verletzungsmechanismen genauer zu analysieren. Eine klinisch saubere Diagnose ist unabdingbar, um die nächsten Schritte der Therapie einzuleiten. Die Therapie wird schließlich am Ende des theoretischen Hintergrundes anhand eines Fallbeispiels erläutert. Im Diskussionsteil, wird dann der Makrozyklus der Rehabilitation kritisch hinterfragt und es wird auf mögliche Problemstellungen in der Rehabilitation bzw. bei der Wiedereingliederung eingegangen. Des Weiteren wird sich auch kritisch mit der Periodisierung und der Trainingssteuerung im Alltag des Fußballsports auseinandergesetzt.

Zum Schluss der Arbeit wird ein Ausblick mit möglichen Konzepten für die Verletzungsprävention im Fußballsport gegeben.

2. Theoretischer Hintergrund

Der erste Teil des theoretischen Hintergrunds, auf dem Weg zum Makrozyklus in der Rehabilitation, stellt die Grundlagen des Kniegelenks dar. Zuerst wird daher auf anatomische, biomechanische und funktionelle Aspekte des Knies eingegangen, um im weiteren Verlauf den Verletzungsmechanismus zu verstehen. Im Anschluss geht es um die Thematik der Diagnostik sowie um die Behandlung im kurzfristigen und langfristigen Verlauf.

2.1. Grundlagen des Kniegelenks

Das Kniegelenk, welches ein Dreh-Winkelgelenk ist, wird in der Wissenschaft als das größte und am komplexesten strukturierte Gelenk des Körpers gesehen. Das Kniegelenk ist ein zusammengesetztes Gelenk, in dem Femur, Tibia und Patella sowie die Menisken in zwei Gelenkanteilen miteinander artikulieren (vgl. Appell, Stang-Voss, 2008).

Ein Teilgelenk liegt zwischen Femur und Caput tibiae. Es wird als Articulatio femoropatellaris (Kniescheibengelenk) bezeichnet. Das zweite Teilgelenk ist das Kniekehlengelenk, auch Articulatio femorotibialis genannt, in dem die Condyli femoris medialis und lateralis sowie die mediale und laterale Gelenkfacette der Tibia miteinander artikulieren (vgl. Zilles, Tillmann, 2010).

Zusammenfassend hat das Kniegelenk aufgrund dieser anatomischen Gegebenheiten zwei Freiheitsgrade. Neben der Flexion und der Extension, kann in der Kniebeugung noch eine axiale Längsrotation ausgeführt werden. Mechanisch betrachtet hat das Kniegelenk zwei konträre Aufgaben. Zum einen muss es in der Streckstellung stabil sein, um der Last des Teilkörpergewichts und den Band- und Muskelkräften standzuhalten. Weiterhin braucht das Knie ab einem bestimmten Beugungsgrad eine gute Beweglichkeit, sodass dem Fuß bei unebener Unterstützungsfläche eine adäquate Stellung gegeben werden kann (vgl. Kapandji, 2009).

Auch wenn die Beweglichkeit im Kniegelenk von großer Bedeutung für die Funktion der unteren Extremitäten, z.B. beim Gang, ist, ist der Bandapparat besonders anfällig für Verletzungen. Die Bänder, welche Femur und Tibia verbinden, befinden sich in ungeschützter Lage. Das Kniegelenk ist nicht wie im Gegensatz das Hüftgelenk oder das Schultergelenk muskelgeführt, sondern größtenteils bandgeführt. Zusätzlich ist das Kniegelenk auf Grund der fehlenden Kongruenz der Gelenkpartner auf die Stabilisierung des kräftigen Bandapparats angewiesen (vgl. Petersen, Zantrop, 2009).

Die beiden Menisken liegen medial und lateral zwischen den knöchernen Gelenkpartnern. Bei Beugung verlagern sie sich nach hinten, bei Streckung nach vorne. Vor allem in Beugestellung sind die Menisken an der Stabilisierung des Kniegelenks beteiligt und und ermöglichen die Stoß- und Druckeinwirkungen beim Laufen. Sie fungieren als eine Art Stoßdämpfer für die Kniegelenke. Neben den Kreuzbändern, welche im Kapitel 2.1.2 genauer beschrieben werden, verleihen die Seitenbänder zusätzliche Stabilität in der Frontalebene.

Die Seitenbänder verlaufen jeweils medial und lateral außerhalb des Kniegelenks von proximal nach distal (vgl. Zilles, Tillmann, 2010). Der anatomische Aufbau ist in Abbildung 1 erkennbar.

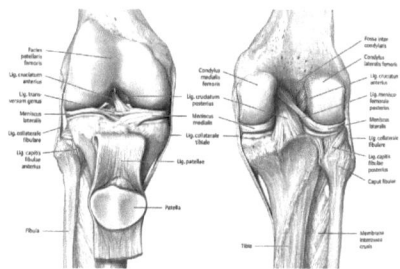

Abbildung 1: Anatomie des Kniegelenks (Schünke, et al., 2018; Vergrößerte Darstellung im Anhang)

2.1.1. Lage und Anatomie des vorderen Kreuzbandes

Das Ligamentum cruciatum anterius, sowie das Ligamentum cruciatum posterius bilden die Zentralpfeiler des Kniegelenks. „Das vordere Kreuzband entspringt im hinteren Abschnitt der Innenseite des lateralen Femurkondylus und inseriert im mittleren Bereich der Area intercondylaris zwischen den Tubercula interconylaria mediale und laterale." (Zilles, Tillmann, 2010, S. 257) Der Verlauf des vorderen Kreuzbandes kann daher von hinten-oben-außen schräg nach vorne-unten-mittig beschrieben werden, was in Abbildung 1 sichtbar ist. Zusätzlich wird in der Literatur zwischen einem anteromedialen und einem posterolateralen Bündel des Bandes unterschieden. Auch wenn die beiden Bündel, bestehend aus einer Vielzahl kleiner Faserbündel, sich histologisch nicht unterschieden lassen, ist es vor allem unter funktionellen Gesichtspunkten sinnvoll die beiden Bündel zu differenzieren. Während das anteromediale Bündel mit einer Länge von 38 Millimeter hauptsächlich bei Kniebeugung angespannt ist, ist das posterolaterale Bündel vor allem bei Kniestreckung angespannt (vgl. Petersen, Zantop, 2009; Zilles, Tillmann, 2010).

2.1.2 Funktionen des vorderen Kreuzbandes

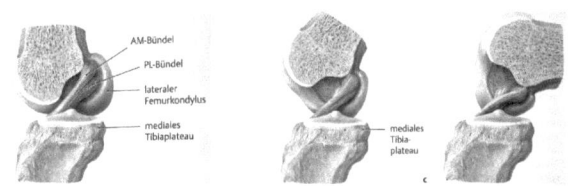

Abbildung 2: Verschiedene Beugestellungen des Kniegelenks (Schünke, et al., 2018)

Um den Verletzungsmechanismus des vorderen Kreuzbandes zu verstehen, ist es wichtig die Funktionen dieses Bandes zu kennen. Die Kreuzbänder sind insbesondere für die Führung und Steuerung des Kniegelenks verantwortlich und begrenzen die maximale Streckung bzw. Beugung. Zusätzlich koordinieren sie die Roll-Gleit-Bewegung des Kniegelenks. Die Hauptfunktion des vorderen Kreuzbandes besteht darin, die Tibia gegen die Verschiebung nach ventral zu sichern, weswegen das Band unter Streckung und bis 30 Grad Flexion unter erhöhter Spannung ist. Zwischen 30 und 60° Beugestellung sind vorderes und hinteres Kreuzband in der sogenannten neutralen Spannungsstellung, da beide Bänder ähnliche Spannung erfahren. Ab einem Winkel von 60 bis 90° ist vor allem das hintere Kreuzband angespannt, bis dann ab 90° Knieflexion wieder beide Bänder auf Spannung sind und sich dabei ineinander verdrehen.

Zur Gewährleistung der Stabilität im zweiten Freiheitsgrad, also in den endgradigen Rotationen, wickeln sich bei der Innenrotation die Bänder umeinander während sie sich bei der Außenrotation auseinander drehen (vgl. Kunz, Karanikas, 2016).

2.2 Verletzungsmechanismus

Auch wenn wegen der Rahmenbedingungen nicht auf jede Struktur des Kniegelenks im Detail eingegangen werden kann, ist es möglich mit den aus den vorherigen Kapiteln gewonnenen anatomischen, biomechanischen und funktionellen Kenntnissen den Verletzungsmechanismus genauer zu beleuchten. In einem YouTube-Video des FC Bayern kann der Hergang gut beobachtet werden (FC Bayern München, 2020). Zu sehen ist ab Minute 1:50 Correntin Tolisso, von dem bereits in der Einleitung die Rede war. Mit dem rechte Bein will er den Ball spielen in einer Kniebeugung von 25 bis 30°. Wie aus Kapitel 2.1.2 hervorgeht befindet sich das vordere Kreuzband in diesem Winkel unter erhöhter Spannung. Aus der beschriebenen Ausgangsposition kommt es zu einem Zweikampf mit Gegnerkontakt am rechten Unterschenkel. Der Kontakt des Gegenspielers mit dessen Krafteinwirkung sorgt für eine zusätzliche Innenrotation des Unterschenkels. Bereits kurz nach der Auswechslung ist für den Mannschaftsarzt eine erste Diagnose klar: Verdacht auf einem Riss am vorderen Kreuzband. Wie man in der akuten Situation bzw. im ferneren Verlauf vorgeht wird im nachfolgenden Kapitel beschrieben. Einschränkend muss man an dieser Stelle jedoch noch erwähnen, dass laut einer Studie von Boden und Kollegen die meisten Verletzungen ohne Gegnerkontakt entstehen (vgl. Boden et al., 2010).

2.3 Diagnostik

Nachdem der Spieler dann ausgewechselt wurde, ist es für dem Mannschaftsarzt oder dem begleitenden Physiotherapeuten die Zeit erste Schritte der akut Behandlung einzuleiten. Die Anamnese und die PECH-Regel sind nicht weniger wichtig, dennoch wird wegen des knappen Rahmens der Arbeit nicht explizit auf diese Punkte eingegangen.

2.3.1 Klinische Tests

Vor den klinischen Tests führt der Arzt üblicherweise eine Inspektion des Kniegelenks durch. Neben der Analyse des Verletzungsmechanismus, was zum Beispiel ädurch die Tablets im Stadioninneren möglich ist, kann dann eine erste Beurteilung von möglichen Achsenabweichungen (Genu valgum, varum, flexum und recurvatum), Kniegelenkschwellungen und Muskelatrophien abgegeben werden. Die Palpation hilft bei der Lokalisation und Beurteilung der verletzten Gelenkstruktur. Klinische Tests in Form von statischen und dynamischen, teils komplexen Gelenkbewegungen können dann zusätzlich ersten Aufschluss, wie zum Beispiel über die Instabilität des Kreuzbandes, geben (vgl. Buckup, Buckup, 2012).

Einer der bekanntesten klinischen Tests ist der vordere Schubladentest. Der Patient liegt dabei auf dem Rücken, wobei das Hüftgelenk in 45° Beugestellung und das Kniegelenk in 90° Flexion angewinkelt ist. Der Schienbeinkopf wird anschließend mit beiden Händen umfasst und bei entspannter Beugemuskulatur nach ventral, in Richtung des Testers, gezogen. Buckup weist trotzdem darauf hin, den Test kritisch zu betrachten, da die 90° Beugung des Kniegelenks häufig nicht schmerzfrei erreicht wird und die Muskeln reflektorisch dagegen spannen (vgl. Buckup, Buckup, 2012). Weitere klinische Tests die häufig im Rahmen von Knieverletzungen durchgeführt werden, sind der Pivot-Shift-Test oder der Lachmann-Test (vgl. vgl. Buckup, Buckup, 2012).

2.3.2 Röntgenbild

Nur anhand der klinischen Tests ist es nicht möglich eine valide Diagnose zu stellen. Aufgrund dessen wird so schnell wie möglich in der Notfalldiagnostik ein Röntgenbild von der betroffenen Struktur aufgenommen. Bei Röntgenaufnahmen ist es nicht möglich ligamentäre Schäden festzustellen. Dennoch ist es notwendig diese durchzuführen, um knöcherne Beschädigungen auszuschließen (vgl. Auerswald et al., 2018).

2.3.3 Magnetresonanztomographie

Die Magnetresonanztomogprahie, kurz MRT, wird neben der Arthroskopie als Goldstandard in der Wissenschaft gesehen. Die Stärke dieses bildgebenden Verfahrens in der Gelenkdiagnostik liegt in der differenzierten Darstellung der Gelenkbinnenstrukturen, des Kapsel-Band-Apparates der umgebenden Weichteile und des subchondralen Knochens. Dadurch ist es für den behandelnden Arzt möglich eine genauere Diagnose zu stellen, vor allem was die Lokalisation der Ruptur betrifft. (vgl. Schünke et al., 2018).

Nachdem die klinische und die apparative Diagnose durchgeführt wurde, kann der Arzt dem Athleten eine Empfehlung für die nächsten Schritten aussprechen. Letztendlich gilt es dann die im Kapitel 2.4 beschriebenen Therapieoptionen abzuwägen.

2.4 Operation

Da bei Correntin Tolisso der Kreuzbandriss im MRT bestätigt wurde, muss diskutiert werden, ob die Verletzung konservativ oder operativ behandelt werden. Bei Sportlern, die frühzeitig Stabilität brauchen oder bei subjektiver Instabilität, wird eine Rekonstruktion des Kreuzbandes empfohlen, wie es bei dem Fußballer des FC Bayern München auch gehandhabt wurde. Im höheren Alter, bei partieller Ruptur oder geringer körperlicher Aktivität hingegen wird eher zu einer konservativen Therapie geraten. Schmerzfreiheit, gute Beweglichkeit und minimale Schwellung sind laut Literatur Voraussetzung für den optimalen Operationszeitpunkt (vgl. Hertel, 2002). Mit einem empfohlenen Zeitpunkt von innerhalb der ersten zehn Tage oder mindestens vier Wochen nach dem Unfall stimmt auch die Veröffentlichung von Widhalm überein (vgl. Hertel, 2002; Widhalm 2017).

Wählt man also wie der Profisportler die operative Variante „Rigid Fix", so ist es üblich das Kreuzband mit einer körpereigenen Sehne, auch Autograft genannt, zu ersetzen. Die Hamstrings-Sehnen (Semitendinosus und/oder Gracilissehne), Patella-Sehne und die Quadrizeps-Sehne kommen für den Operateur in Frage. Weiterhin besteht die Möglichkeit Allografts einzusetzen. Hierbei wird die Sehne eines toten Spenders unter entsprechenden Sterilisations- und Konservierungsverfahren verwendet (vgl. Widhalm 2017).

Anmerkung der Redaktion: Abbildungen wurden aus urheberrechtlichen Gründen entfernt.

Abbildung 3: Operation im Überblick (eigene Darstellung)

Im Rahmen dieser Arbeit soll nun eine Zusammenfassung der wichtigsten Phasen der Operation dargestellt werden. Abbildung 3 soll dabei bildhaft einen Überblick bzw. Einblick, einer vom Autoren hospitierten Operation, gewähren. Nach der Patientenaufklärung, wird die Operation am Patienten in Rückenlage durchgeführt.

Sobald das Bein desinfiziert und der Blutfluss durch eine Manschette am Oberschenkel gestoppt wurde, was dem Operateur eine bessere Sicht während des Eingriffs ermöglicht, beginnt die Operation mit einer Arthroskopie über ein suprapatellalaterales Portal proximal des oberen Patellapols in Höhe des Musculus vastus lateralis.

Mit diesem weiteren bildgebenden Verfahren kann sich der leitende Arzt einen Überblick über die Strukturen innerhalb des Knies verschaffen. Erkennbar ist der bereits bekannte isolierte Riss des vorderen Kreuzbandes. Auf dem zweiten Bild der Abbildung 3 ist zu erkennen, wie das autonome Transplantat für die Rekonstruktion entnommen wird. Die Semitendinosussehne wird mithilfe eines Sehnenstrippers entfernt. Gleichzeitig gilt es jetzt, die Vorbereitungen für den Einsatz der Plastik einzuleiten (siehe Bild 3,4 in Abbildung 3): Die entnommene Sehne wird von der OP-Assistentin gereinigt, vermessen und als Vier-Strang-Transplantat verwendet. Es ist notwendig die Enden mit einem nicht resorbierbaren Faden zusammen zu nähen und anschließend auf Spannung zu bringen. Währenddessen wird vom Operateur mit Hilfe der Arthroskopie das kaputte und nicht funktionsfähige vordere Kreuzband entfernt.

Die ersten Vorbereitungen sind erledigt. Als nächstes können dann die Bohrungen für das Cross-Pin-System gemacht werden. Jeweils wird, wie in Bild 5 bzw. 6 aus Abbildung 3 sichtbar, ein Bohrkanal am Schienbeinkopf und am Oberschenkelknochen gesetzt. Der spezielle Bohrer hat zusätzlich zwei Vorrichtungen für die Pins, welche das Sehnentransplantat im Bohrkanal fixieren. Ziel ist es den anatomischen Verlauf des vorderen Kreuzbands zu rekonstruieren, indem die Ersatzplastik jeweils im tibialen, als auch im femuralen Kanal von zwei Pins fixiert wird. Sind die Bohrkanäle mit dessen Fixierungsmöglichkeiten gelegt, kann das Transplantat eingesetzt werden. Bild 7 aus Abbildung 3 gibt einen Eindruck, wie das Band eingesetzt wurde. Insgesamt misst das Transplantat neun Zentimeter. Der letzte Schritt besteht darin, die offenen Wunden zu vernähen. In diesem Abschnitt wurde der Prozess aus Sicht des Operateurs zusammengefasst. Orientiert wurde sich sowohl bei dem Eingriff, als auch bei der Ausarbeitung im Rahmen dieser Arbeit, an der Veröffentlichung bzw. Empfehlung der Firma Mitek. (vgl. Mitek, 2005).

2.5 Nachbehandlung

Sobald die Operation beendet wurde ist es an der Zeit nachbehandelnde Maßnahmen einzuleiten. Zunächst wird auf grundsätzliche trainingsmethodische sowie trainingswissenschaftliche Aspekte eingegangen, die bei der Periodisierung und Trainingssteuerung zu beachten sind. Hierfür ist es nötig einen Austausch zwischen allen beteiligten zu schaffen, sodass die Rehabilitation möglichst immer auf den aktuellen Leistungsstand des Patienten angepasst wird. Physiotherapeuten, Rehatrainer, Mediziner und Sportwissenschaftler sollten daher in regelmäßigen Abständen im Austausch stehen (vgl. Körner, 2009). Im Anschluss wird dann ein beispielhaft ein Makrozyklus bzw. dessen Mesozyklen dargestellt.

2.5.1 Wundheilungsphasen der Kreuzbandplastik

Ein Prozess der mit in die Trainingsplanung einfließen muss, um die Belastung richtig zu steuern, besteht in der Kenntnis der Wundheilungsphase des Kreuzbandplastik. „Trainingswirksame Reize führen biologisch gesehen zunächst zu einer Störung des Stoffwechselgleichgewichts, der sogenannten Homöostase." (Kunz, Karanikas, 2016, S. 168) Unterschiedliche Organsysteme des menschlichen Körpers haben unterschiedliche Anpassungsgeschwindigkeiten. Zu starke bzw. zu schwache Trainingsreize können daher den Heilungsverlauf in bestimmten Phasen negativ beeinflussen. In der Literatur wird übereinstimmend der Verlauf der Wundheilung in vier Phasen differenziert. Der zeitliche Verlauf stimmt grundsätzlich überein, auch wenn es Abweichungen gibt. Da sich Kunz und Karanikas explizit auf das Kreuzband beziehen, beruft sich diese Arbeit auf deren zeitlichen Verlauf (vgl. Hüter-Becker, Dölken, 2011; Kunz, Karanikas, 2016).

Die erste Phase, die *Avaskulierungsphase*, kann bis zur vierten Woche postoperativ andauern. Im Wundgebiet entsteht durch das einwandern von bestimmtem Gefäßen (z.B. Leukozyten, Phagozyten) ein Entzündungsprozess, welcher die Abwehr von Fremdkörper aber auch den Beginn der Heilung begünstigen soll. Ruhigstellung ist in innerhalb der ersten 4-5 Tage von großer Bedeutung, da zusätzlich sehr fragile arterielle und venöse Kapillaren im Hämatom gebildet werden (vgl. Hüter-Becker, Dölken, 2011). Mit Beginn der *Revaskularisierungsphase* von der vierten bis zur zwölften Woche wird das produzieren von vor allem Typ III Kollagenfasern und Grundsubstanz durch die Fibroplasten intensiviert. Durch leichte Belastungen wird die Gewebeproliferation stimuliert und die Fasern erhalten erste Informationen über die Belastungsrichtung. Die *Kollagensynthesephase*, die bis zur 26. Woche andauert, und die *Remodellierungsphase* (ab 26. Woche postoperativ) werden klinisch kaum unterschieden, weshalb sie auch in diesem Abschnitt zusammengefasst werden. Die Ausrichtung der Belastungsrichtung spielt in den letzten beiden Phasen eine zunehmend größere Rolle. Durch progressive Belastungssteigerung gewinnen die kollagenen Fasern an Dicke. Im weiteren Verlauf werden diese dann in stabile Typ I Fasern umgewandelt. Dieser Prozess kann bei größeren Verletzungen, wie es die Kreuzbandplastik ist, bis zu einem Jahr andauern (vgl. Hüter-Becker, Dölken, 2011).

Von Bedeutung ist in der Therapie zusätzlich die 12. Woche nach dem Eingriff. Die EMG-Aktivität des Quadrizeps wurde während einer isometrischen Kontraktion und bei einer halben Kniebeuge gemessen. Deutlich konnten erhebliche Seitenunterschiede bezüglich der Aktivierung der Muskeln des vorderen Oberschenkels festgestellt werden. Aus diesem Grund ist die Steuerung noch wichtiger, denn nach 12 Wochen weist das Implantat eine Festigkeit von circa 35% der ursprünglichen Implantatfestigkeit auf. Die durch die Operation atrophierte Muskulatur muss daher progressiv und nach dem Leistungsstand des Patienten bzw. unter Beachtung der Wundheilung wieder auftrainiert werden. Ziel ist es, die Chronifizierung von Schmerzen, Instabilität oder Ödeme, durch adäquate Reizsetzung zu vermeiden (vgl. Hüter-Becker, Dölken, 2011, S. 76,77; S. 292).

2.5.2 Makrozyklus

Nach dem Verletzungshergang, der Diagnostik, der anschließenden Operation und der Kenntnis der Wundheilungsphasen der Kreuzbandplastik, ist es an der Zeit, mit dem Wissen aus der Trainingswissenschaft bzw. der Trainingssteuerung, die Nachbehandlung zu planen. Ein wichtiger Baustein ist zunächst die Zielsetzung des Athleten. Die Aufgabe des Therapeuten ist es dann aufzuklären, inwiefern die Zielsetzungen realistisch sind. Um im Beispiel dieser Arbeit zu bleiben, wäre die Zielsetzung für den Fußballprofi Correntin Tolisso die Rückkehr zum Wettkampfsport. Dieses übergeordnete Ziel soll im Verlauf des Makrozyklus erreicht werden. Der Makrozyklus ist dabei über die Dauer der Rehabilitation, also circa sechs Monate, geplant und periodisiert den Trainingsprozess hinsichtlich Inhalt, Belastung sowie die zyklische Gestaltung der optimalen sportlichen Form (vgl. Schnabel et al., 2016).

Für den leitenden Therapeuten ist es hilfreich eine Spielerkarteikarte anzulegen, vor allem wenn die Athleten oder Sportler über einen längeren Zeitraum begleitet werden. Um trainingstherapeutisch handeln zu können, sollte der Ist-Zustand der körperlichen und psychischen Leistungs- und Belastungsfähigkeit sowie systematische Zusammenhänge auf kognitiver, motivationaler aber auch emotionaler Ebene, berücksichtigt werden. Im Rahmen eines Eingangs-Assessments werden die Körperstrukturen gemeinsam mit den Körperfunktionen analysiert. Über die Partizipation bzw. im Verlauf des Gesprächs kann man sich dann weiterhin ein Bild von der Compliance des Patienten machen (vgl. Froböse et al., 2010, S. 3 ff.). Als Hilfestellung, zur Erreichung des übergeordneten Zieles „Return to competition" gilt es als sinnvoll, Meilensteine einzubauen. Zwischenziele helfen den Fokus und die Motivation zu fördern. Kurzfristige und mittelfristige sollen dann dazu dienen, die Ziele der langfristigen Trainingsplanung zu erreichen. Zunächst soll die Gelenkbeweglichkeit verbessert bzw. wieder hergestellt werden. Wenn das erreicht ist, ist es möglich den Aufbau von Muskelmasse bzw. die Verbesserung der lokalen Kraftausdauer der Beinmuskulatur zur fördern. Resultierend aus dem vorher genannten Zwischenziel, führt das zu einer Verringerung des Kraftdefizites im Seitenvergleich. Schließlich wird das neuromuskuläre Training im Mittelpunkt stehen. So ist es möglich die Propriozeption, aber auch die inter- und intramuskuläre Koordination wieder zu verbessern (vgl. Froböse et al., 2010) . Zusammengefasst wird der Makrozyklus in Abbildung 4.

1. Phase	Rehabilitatives Vortraining (Übungphase)	bis 6. Woche postoperativ	bis 12. Woche	Mesozyklus I	
2. Phase	Therapeutisches Training (Phase der medizinischen Reha)	6. bis 12. Woche	12. bis 18. Woche	Mesozyklus II	
3. Phase	Medizinisch indiziertes Leistungstraining (= Phase der Verletzungs-Erkrankungsprophylaxe)	12. bis 18. Woche	18. - 26. Woche	Mesozyklus III	Makrozyklus (circa 6 Monate)
4. Phase	Sport- oder alltagsspezifisches Training	ab 18. Woche	ab 26. Woche	Mesozyklus IV	
		vgl. Kunz, M., und Karanikas, K. (2016)	vgl. Kadlec, D., Groeger, D. (2021)		

Abbildung 4: Makrozyklus im Überblick (eigene Darstellung)

Die Untereinheit des Makrozyklus, ist der Mesozyklus. Wie aus Abbildung 4 hervor geht, wurde der Makrozyklus in vier Mesozyklen mit den unterschiedlichen Phasen der Rehabilitation unterteilt und zeigt auch nochmal die langfristige Trainingsplanung. Jeder Mesozyklus verfolgt unterschiedliche Zielsetzungen.

Bevor am Ende ein Mikrozyklus (die kleinste Einheit eines Mesozyklus) genauer dargestellt wird, werden zunächst die Makrozyklen genauer beleuchtet.

2.5.2.1 Das rehabilitative Vortraining

Anhand der Anamnese, des Befundes, der Erhebung und Testung wurde die Vorarbeit für das rehabilitative Vortraining geleistet, sodass der erste Mesozyklus begonnen werden kann. Ziele in dieser Phase sind die Verbesserung der koordinativen Fähigkeiten, aber auch die Verbesserung der Beweglichkeit des Kniegelenks. Dies kann erreicht werden durch eine Innervationsschulung und Aktivierung der kniestabilisierenden Muskulatur vor allem durch isometrische Übungen (vgl. Kunz,Karanikas, 2016). Der Mesozyklus dauert circa vier bis sechs Wochen, wobei vor allem physikalische, physiotherapeutische und pharamaklogische antiphlogistische Maßnahmen im Vordergrund stehen. Selbst in aggressiven Rehabilitationsprogrammen wird hier Sport und Belastung vermieden (vgl. Vavken et al., 2012). Die Vermeidung von sportlichen Aktivitäten hängt stark mit der in Kapitel 2.5.1 erwähnten Wundheilungsphase des Sehnentransplantates zusammen. Rein von der Festigkeit der Sehnenstruktur, welche zu einer Bandstruktur umgebaut wird, wäre eine größeres Bewegungsausmaß als 0-0-90 (Extension-Neutralstellung-Flexion) durchaus möglich. Die Verankerung des Transplantates ist jedoch der Schwachpunkt (vgl. Blauth, 2012). Deshalb sollte möglichst wenig Belastung und Zug auf das Kreuzband ausgeübt werden. Gegebenenfalls, je nach Operateur, ist die Hinzunahme einer Orthese sinnvoll, sodass weiterhin Stabilität gewährleistet werden kann (vgl. Glunk, 2014). Während in den ersten zwei Wochen eine Teilbelastung auf Gehstützen durchgeführt werden sollte, kann zum Ende der ersten Phase, bei Verbesserung der Beweglichkeit im Kniegelenk, mit dynamischen Übungen begonnen werden. Hierfür ist die Intensität bei hoher Wiederholungszahl, circa 30 bis 40, beim Training des verletzten Beines gering (vgl. Blauth, 2012).

2.5.2.2 Therapeutisches Training

Das therapeutische Training in Phase zwei stellt den Beginn der medizinischen Trainingstherapie dar. Start dieses Mesozyklus ist normalerweise circa vier bis sechs Wochen nach der Operation. Nach diesem Zeitraum ist das Sehnentransplantat eingewachsen und kann nun als Leitstruktur dienen, sodass das neue Kreuzband mit dessen bandartigen Struktur aufgebaut werden kann. Durch die Nekrose bzw. durch den Abbau des kollagenen Bindegewebes der Kreuzbandplastik sowie dessen Wiederaufbau durch gefäßreiches Granulationsgewebe, hat das Band in der achten bis zwölften Woche biomechanisch die geringste Reißfestigkeit. Zu beachten ist dieser Hintergrund in der Periodisierung ist wie auch oben (Kapitel 2.5.1) beschrieben (vgl. Vavken et al., 2012).

Durch die postoperative Ruhigstellung des verletzen Beines kommt es zur Muskelatrophie der umliegenden Strukturen. Im Gegensatz zur zur trainingsbedingten Hypertrophie nimmt bei der Atrophie die Muskelmasse ab, insbesondere dadurch, dass die Myofibrillen in den Sarkomeren abgebaut werden, aber auch andere Bestandteile der Muskelzelle wie die Mitochondrien. Bemerkbar ist dies vor allem durch die Abnahme des Oberschenkelumfangs. Ein zügig Aufbautraining ist erforderlich, welches vor allem im Bereich der Kraftausdauer begonnen wird. Trainiert man in diesem Bereich, werden aus trainingswissenschaftlicher Sicht hauptsächlich die Slow-Twitch-Fasern angesprochen werden. Das ist vor allem deshalb von Wichtigkeit, denn die langsam zuckenden Fasern atrophieren am schnellsten (vgl. Froböse, 2010, S. 68; Markworth, 2010: S. 71). Neben der Verbesserung der Kraftqualitäten der kniestabilisierenden Muskulatur können auch erstmals die koordinativen Fähigkeiten, nach dem Prinzip vom Leichten zum Schweren trainiert werden (vgl. Kunz, Karanikas, 2016). In den ersten drei Wochen des therapeutischen Trainings sind die Wiederholungszahlen mit 25 weiterhin hoch bei geringer Intensität. In den zweiten drei Wochen, also circa 9 Wochen postoperativ, wird dann der Fokus auf das Erreichen einer Hypertrophie gesetzt. Dies soll vor allem der Erhöhung der Muskelmasse und des Muskelquerschnittes dienen. Die Wiederholungszahlen nehmen mit circa 8-15 jeweils im Vergleich mit den vorherigen Phasen ab, wobei die Intensität steigt. Die Intensität sollte bei circa 40-70 Prozent der Maximalkraft liegen (vgl. Froböse et al., 2010, S.73).

Auch ein moderates Ausdauertraining kann bereits auf dem Fahrradergometer durchgeführt werden, welches in der nächsten Phase intensiviert werden kann (vgl. Blauth, 2012).

2.5.2.3 Medizinisch Indiziertes Training

Mit dem medizinisch indizierten Training kann circa ab der zwölften Woche begonnen werden und streckt sich bis ungefähr in die achtzehnte Woche postoperativ (Kunz, Karanikas, 2016). Das ungerichtete Bindegewebe muss im Verlauf der Heilung erst eine feste, nicht willkürliche Richtung ausbilden, um durch die Straffheit des Ersatztransplantates die Stabilität im Kniegelenk zu sichern (vgl. Glunk, 2014).

Eine Wiederherstellung der Kniebeweglichkeit und Rückgewinnung der aktiven sowie passiven Stabilität, sind u.a. Kennzeichen für den Start der dritten Phase. In der dritten Phase steht Muskelstärkung und verstärktes Training der Propriozeption im Vordergrund der Rehabilitation . Weiterhin sollen auch die Kraftqualitäten der Rumpf- und Oberkörpermuskulatur gezielt verbessert werden, ebenso wie die koordinativen Fähigkeiten. Ab dem circa sechsten Monat postoperativ ist es möglich wieder in den Mannnschaftssport einzusteigen. Vorher ist es dennoch möglich Ausdauertraining im fußballspezifischen Sinne durchzuführen (vgl. Kunz, Karanikas, 2016; Vavken et al., 2012). Der dritte Zyklus innerhalb der Reha soll nun im folgenden genauer beleuchtet werden. Im Vordergrund der Arbeit steht die Rehabilitation der verletzten Struktur.Das Training der gesunden Struktur ist deshalb in Tabelle 1 aufgelistet, jedoch wird im fortlaufenden nicht explizit auf das Training des Oberkörpers eingegangen.

Trainingsziel: Steigerung der neurologischen Kraftfähigkeiten
Dauer des Mesozyklus: 6 Wochen
Häufigkeit: 3x pro Woche

System	Intensität	Wiederholungen	Satz-pausen	Übungen pro Muskelgruppe	Sätze pro Übung
Ganz-körper	Gesund: 85% Verletzt: 75%	Gesund: 5-6 Verletzt: 5-6	2-3 min	Gesund: 1-2 Verletzt: 1-2	Gesund: 3 Verletzt: 3

Übungen	Wdh	Max-kraft 100%	Serien	Wo. 1	Wo. 2	Wo. 3	Wo. 4	Wo. 5	Wo. 6
Verletzt				70 %	75 %	75 %	75 %	80 %	80 %
Squat Jump	6		3	-	-	-	-	-	-
Drop Jump	6		3	-	-	-	-	-	-
Bein-presse	6		3	XX kg	XX kg	XX kg	XX kg	XX kg	XX kg
Bein-beuger	6		3	XX kg	XX kg	XX kg	XX kg	XX kg	XX kg
Knie-beuge	6		3	XX kg	XX kg	XX kg	XX kg	XX kg	XX kg
Gesunder Bereich				75 %	80 %	80 %	80 %	85 %	85 %
Abduktion am Seilzug	6		3	XX kg	XX kg	XX kg	XX kg	XX kg	XX kg
Bank-drücken	6		3	XX kg	XX kg	XX kg	XX kg	XX kg	XX kg
Rudern am Seilzug	6		3	XX kg	XX kg	XX kg	XX kg	XX kg	XX kg
Rumpf-rotation	6		3	XX kg	XX kg	XX kg	XX kg	XX kg	XX kg
Rumpf-flexion	6		3	XX kg	XX kg	XX kg	XX kg	XX kg	XX kg
Rumpf-extension	6		3	XX kg	XX kg	XX kg	XX kg	XX kg	XX kg

Tabelle 1: Trainingsplan Phase 3, Woche 1 (eigene Darstellung)

Die in Stufe zwei erhöhte Muskelmasse wird in den aktiven Prozess der Kraftentwicklung eingefügt. Durch das Maximalkrafttraining der Stufe drei wird so eine auf erhöhtem Niveau angepasste, gute koordinative und ökonomische Leistung angestrebt. Auf intramuskulärer Ebene wird so die Frequenzierung und die Rekrutierung der Anzahl motorischer Einheiten erhöht. Diese Entwicklung findet besonders bei den schnellzuckenden Fasern statt, was wiederum die Stabilität der Beinachse verbessert (vgl. Froböse et al., 2010, S. 75).

2.5.2.4 Sportartspezifisches Training

In der letzten Phase erhält der Athlet vom betreuenden Arzt die Erlaubnis sportartspezifisches Training wieder aufzunehmen (vgl. Vavken et al., 2012). Die Freigabe erhält der Athlet nach ungefähr fünf bzw. sechs Monaten postoperativ. Aussehen und Funktionalität gleichen dem eines „natürlichen Kreuzbandes. Die volle Reißfestigkeit ist laut Literatur nach einem Jahr wieder hergestellt. Einschränkend muss erwähnt werden, dass die sensomotorische Verschaltung nicht mehr vollständig hergestellt werden kann (vgl. Hutterer, 2021).

Ziel dieser Phase ist das klassische Muskelaufbautrainingsprogramm zu erweitern und das Training spezifisch auf die Bedürfnisse des Fußballsports abzustimmen. Die bereits in den vorherigen Phasen erworbenen Kraftfähigkeiten sollen jetzt in sportartspezifische Situationen eingesetzt werden (vgl. Froböse, 2010). Das bereits in Phase drei aufgenommene Lauftraining wird weiter intensiviert.

2.6 Periodisierung im Fußballsport

Auch der Zeitraum nach der Rückkehr soll beleuchtet werden. Grob kann man den Fußballsport in vier Perioden, im Rahmen der Periodisierung, differenzieren. Die erste Periode wird in der Literatur Übergangsperiode genannt und liegt zwischen der zweiten Hauptperiode und der ersten Hauptperiode. Alle zwei Jahre findet im Wechsel in diesem Zeitraum die Weltmeisterschaft bzw. Europameisterschaft statt. Für die nicht nominierten Spieler kann die Übergangsperiode zur Erholung und Regeneration genutzt werden. Im Juli des Jahres beginnt dann die Vorbereitungsphase, in der auf die erste Hauptperiode hingearbeitet wird. Ziel ist u.a. die Verbesserung der Ausdauer, Kraft, Schnelligkeit sowie die Verbesserung der Individual-, Gruppen-, und Mannschaftstaktik. Von August bis Dezember findet die Hinrunde statt. In den Übungseinheiten besteht die Zielsetzung darin, physische aber auch psychische Fähigkeiten zu stabilisieren. Zusätzlich soll das taktische Handlungsrepertoir verbessert oder erweitert werden. Von Januar bis Mai wiederholen sich dann diese drei Phasen der Saison in der vorher beschriebenen Reihenfolge (vgl. Bisanz, Gerisch, 2013, S. 64).

Was in der Periodisierung vom Trainerteam berücksichtigt werden sollte, ist das Anforderungsprofil des Fußballers bzw. der Position. Die Leistungsfähigkeit im Fußballsport lässt sich als multimodales Modell beschreiben, wobei im Rahmen der Rehabilitation und Prävention unter allem die konditionellen Fähigkeiten von Relevanz sind. Bei einer Laufdistanz von 10-14 Kilometern, führt ein Profifußballer anteilsmäßig bis zu 11 Prozent der Gesamtdistanz im Sprint durch (vgl. Bordon, 2006, S. 25). Durch die kurzen explosiven Sprints von durchschnittlich 30 Metern und dem Repositionieren, werden die Belastungen über die anaerobe Energiebereitstellung gedeckt (vgl. Bordon, 2006, S. 25; Schlumberger. 2006, S. 126).

3. Diskussion

Da die Behandlung beendet wurde und der Profisportler wieder am Wettkampf teilnehmen kann, werden in diesem Kapitel Teile der Operationsmethodik, der Rehabilitation und der Trainingssteuerung im weiteren Verlauf diskutiert.

Um den Ausblick von Kapitel 4 bereits ein Stück weit vorweg zunehmen ist, ist die Verletzungsprävention ein wichtiger Faktor, da das Risiko auf Gonarthrose mit einer Verletzung am vorderen Kreuzband deutlich erhöht ist (vgl. Petersen et al., 2005).

Auf die Auswahl der Plastik und der Operationsmethodik wurde bereits in Kapitel 2.4 eingegangen, weshalb es in diesem Abschnitt vor allem um mögliche Risiken bei der Operation selbst gehen soll. Neben allgemeinen Operationsrisiken, kann es aufgrund der Komplexität der Operation kann es beispielsweise zu einem Operationsfehler kommen. Beispielsweise kann die Mechanik des Kniegelenks nachhaltig negativ beeinflusst werden, wenn die Bohrkanäle falsch platziert werden (vgl. Petersen et al., 2005).

Zusätzlich ist Arthrofibrose eine mögliche Komplikation, welche durch eine chronisch entzündete Gewebezunahme gekennzeichnet ist. Diese krankhafte Vernarbung kann durch Infektionen, mechanische Ursachen oder eine Transplantfehlplatzierung hervorgerufen werden. Auch Auslockerungen können zu bleibenden Instabilitäten führen. Sie werden zum Beispiel durch ein Versagen der Fixation hervorgerufen. Um dies zu verhindern sollte die Belastung in der Rehabilitation gemäß der Wund- und Bandheilungsphasen adäquat angepasst werden (vgl. Kohn et al. 2016).

Ergänzend wird in der Literatur oft von einer Mineralisierung der entnommenen Sehne gesprochen. Das Sehnentransplantat wird bis zu zwei Jahre nach der Operation zu einer bandartigen Struktur umgebaut. Der Begriff bandartig ist dabei von entscheidender Bedeutung. Durch die Ruptur des Kreuzbandes erleiden die Nervenzellen des echten Bandes irreversible Schäden, welche in der Ersatzplastik nicht mehr nachwachsen können. Um die Instabilität zu Beginn der Rehabilitation auszugleichen, muss die umliegende Beinmuskulatur die Aufgabe übernehmen (vgl. Glunk, 2016).

In einer Ausarbeitung von Hutterer ist die Schulung der Neuroplastizität Thematik, was den vorherigen Abschnitt ergänzt. Sportler unter 25 Jahren sind mit 23 Prozent am meisten von Rerupturen betroffen. Ein Aspekt könnte dabei eine frühzeitige Belastung sein. Ein weiterer Grund könnte jedoch nach neuen wissenschaftlichen Erkenntnissen an der klassischen Reha liegen. Hutterer kritisiert, dass Aufmerksamkeits- und Umgebungskomponenten während der Reha nach Kreuzbandverletzungen „nur wenig nachgestellt" werden und isolierte Bewegungen in den Sportarten sehr selten vorkämen (vgl Hutterer, 2021). Aus diesem Grund ist es sinnvoll, vor allem in der späteren Phase der Rehabilitation möglichst variable Reize zu setzen. Differentielles Lernen, visuelle Reize, auditive Reize, verschiedene Trainingsumgebungen oder ein anderer Grund sowie zufällige Reihenfolgen der Übungen ermöglichen ein weniger vorhersehbares Training für den Patienten und fördern das motorische Lernen mit der Bewegungssteuerung (vgl. Hutterer, 2021).

Zu diesem Aspekt der Neuroplastizität mit dessen Variabilität kommt die bereits angerissene Individualität eines jeden Patienten. Die Übungen sollten stets an das Fertigkeitslevel des Athleten angepasst werden. Ein Eliteathlet wie es Correntin Tolisso ist, kommt mit einem hohen Grad an kontextueller Interferenz zurecht, als weniger trainierte Sportler (vgl. Hutterer, 2021). Ergänzend, wie auch die Veröffentlichung des AGA Komitees zeigt, erhebt der im theoretischen Hintergrund angedeutete Überblick des Makrozyklus keineswegs den Anspruch auf Vollständigkeit und stellt vielmehr eine subjektive erfahrungsbasierte Auswahl bzw. Zusammenfassung der Literatur dar. Unter anderem wegen dem Aspekt der Individualität, ist es schwierig wissenschaftliche Evidenz zu entwickeln (vgl. AGA-Komitee, 2018).

Return to activity

Lange Ausfallzeiten von teilweise über sechs Monaten sind für Sportler im Rahmen der Rehabilitation nach dem Kreuzbandriss nicht zu vermeiden. Jeder Athlet stellt sich jedoch die Frage, wann dieser wieder bereit für den Wettkampfsport ist. Basis bildet das Wissen aus dem theoretischen Hintergrund. Auch wenn der Umbau der Sehnentransplantats in ein Bandtransplantat meist länger als ein Jahr dauert, kann nach circa acht bis zwölf Monaten der Wettkampfsport wieder aufgenommen werden. In der Literatur haben sich mehrere Autoren mit diesem Thema beschäftigt, um Aufschluss zu geben, wann der richtige Zeitpunkt für die Rückkehr in den Wettkampfsport ist. Trotz dessen bleibt zu erwähnen, dass optimale Kriterien für die Rückkehr in den Sport schwer fassbar bleiben (vgl. Davies et al., 2017).

So hat die gesetzliche Unfallversicherung beispielsweise ein Testmanual entwickelt, welches die Spielfähigkeit des Patienten beurteilen soll. Ziel der Veröffentlichung war, ähnlich wie beim Profifußballer Correntin Tolisso auch, den „Return to competition" zu definieren. Bevor Wettkampfsport wieder möglich ist sollten drei Hürden in Angriff genommen werden. Eine Hürde im Rahmen des Heilungsprozesses ist die Rückkehr zur Aktivität. Sie lässt sich als den Übergang von der klinischen Versorgung in das allgemeine Rehabilitationstraining definieren (vgl. VBG, 2015).

Weiterhin sollte dann das Ziel „Return to Sport", innerhalb der letzten Phase der Rehabilitation (Kapitel 2.5.2.4), in Angriff genommen werden. Für das Ende dieser Phase wurde ein Return-to-Play Assessmenttool entwickelt, welches dann als letzte Hürde wieder das uneingeschränkte Mannschaftstraining möglich macht.

Zusätzlich präsentiert die VBG ein Risikofaktorenmodell. Im Rahmen der Rehabilitation, vor allem bei der Rückkehr in sportartspezifische Übungseinheiten, ist auch die Überprüfung der Risikofaktoren sowie die Betrachtung des Verletzungsmechanismus ein wichtiger Aspekt. Da 85 Prozent der Kreuzbandverletzungen ohne Gegnerkontakt entstehen, befindet sich der im Fallbeispiel erwähnte Correntin Tolisso, in einem Minderheitsbereich. Verletzungen durch Gegnerkontakt sind schwerer zu verhindern als Non-Kontakt-Verletzungen - gerade wenn

Gegenspieler aus einem toten Winkel kommen und der Spieler sich nicht entscheidend vororientieren konnte.

Unter dem Aspekt der Rückkehr zum Wettkampfsport gilt es dennoch im allgemeinen Verletzungsmechanismen zu klären, um so Interventionen zu schaffen welche risikobehaftete neuromuskuläre Ungleichgewichte beseitigen (VBG, 2015).

Studien zeigen, dass Frauen drei bis sechsmal anfälliger für Kreuzbandverletzungen sind, insbesondere bei Landungen oder Valgusstress im Kniegelenk (vgl. Parsons et al., 2021). In Verbindung mit der Ausarbeitung der VBG wird zum Beispiel die Ligament-Dominanz als neuromuskuläres Ungleichgewicht gesehen, mit der Empfehlung Landungen zu trainieren. Je nachdem in welcher oben genannten Zielstellung man sich befindet gibt es Assessments die bestanden werden sollten, um die nächste Phase der Rehabilitation zu beginnen. Ein Assessment für die posturale Kontrolle wäre zum Beispiel der sogenannte Y-Balance-Test. Je fortgeschrittener der Rehabilitationsprozess, desto mehr spielen dann auch plyometrische Tests, wie der Single Leg Hop, eine Rolle. Zusätzlich können Kräfte am Isokineten durchgeführt werden, sodass mögliche Seitendifferenzen festgestellt werden können (vgl. VBG, 2015). An dieser Stelle wird verzichtet genauer auf die einzelnen Tests einzugehen. Zusammenfassend ist es zu empfehlen, eine Testbatterie zu erstellen, welche die finanziellen und zeitlichen Möglichkeiten berücksichtigen. Die ausgesuchten Tests sollten diagnostisch auf die jeweiligen Ziele bzw. auf die jeweilige Sportart abgestimmt werden. Umso besser ist es, wenn Therapeuten Leistungswerte vom gesunden Zustand des Athleten haben.

Periodisierung

In der Dissertation von Olga Pabst wurde der Zeitpunkt der Kreuzbandverletzungen analysiert. 62 Prozent der Rupturen, in der dritten deutschen Liga und den Regionalligen, spielten sich in der Hinrunde ab. 40 Prozent der Hinrunden Verletzungen ereigneten sich dabei in der Vorbereitung. In diesem Zuge ist es auch erwähnenswert, dass 73 Prozent der Verletzungen des Ligamentums in der der ersten Halbzeit stattfinden (vgl. Pabst, 2010). Aus Sicht der Sportwissenschaft könnten unterschiedliche Leistungsstände, welche im Rahmen der Sommerpause entstanden sind, ursächlich für die Verletzungen in der frühen Phase der Saison sein. Nicht jeder Spieler hält sich gleichermaßen an die vom Verein empfohlenen Trainingspläne der Sommerpause, weiterhin können auch verlängerter Urlaub oder Verletzungen für unterschiedliche Leistungszustände sein. Ein dosierter Beginn mit progressiver Belastungssteigerung wird daher von der Literatur empfohlen, um so das Verletzungsrisiko zu verringern (vgl. Alexander, 2021, S. 173).

4. Ausblick

Verletzungsprävention nimmt in der steigenden Professionalisierung des Sports eine immer wichtigere Rolle im Alltag der Profifußballer ein. Qualitatives Training nach dem aktuellen wissenschaftlichen Stand bzw. die damit verbundene Leistungssteigerung ist nur die eine Seite der Medaille, denn für die Athleten ist es wichtig in dem Zeitraum der Wettkampfphase verletzungsfrei zu sein. Bei der Anzahl der Spieltage im Fußball gilt es Verletzungen möglichst präventiv, anstatt kurativ zu behandeln. Dennoch zeigt ein Vortrag der Vorstände der Stiftung Sicherheit im Sport, dass Verletzungsprävention sowie Sportunfallprävention noch längst nicht flächendeckend implimentiert ist, insbesondere nicht im Breitensport (vgl. Aerzteblatt, 2019).

Das Thema Primärprävention sollte deshalb eine größere Bedeutung bekommen, denn bei Sportlern mit einer Ruptur am vorderen Kreuzband ist eine höhere Inzidenz der Osteoarthrose nachgewiesen. In einer Studie von Lohmander und Kollegen wurden 103 Fußballspielerinnen 12 Jahre nach der Verletzung untersucht. Bei 82 Prozent dieser Athletinnen konnten radiologische Arthrosezeichen am verletzten Knie festgestellt werden - unabhängig von der Operationsmethode. Einfluss jedoch haben Meniskus- und Knorperverletzungen, die durch das initiale Kniegelenkstrauma entstehen. Die Instabilität kann behandelt werden, die vorher genannten Schäden können hingegen nicht behoben werden (vgl. Petersen et al., 2005).

Steigende Wettbewerbszahlen sind ein weiteres Argument aktive Prävention zu betreiben, auch wenn Maßnahmen zeitaufwendig sind. Zeit und Bereitschaft, die laut Petersen und Kollegen im Trainingsalltag oftmals nicht ausreichend berücksichtigt werden. Doch gerade Präventionsmaßnahmen wie Fifa 11+, zeigen in Metaanalysen deutliche Vorteile gegenüber beispielsweise Orthesen (vgl. Petersen et al., 2005).

Verletzungen gehören zum Sport dazu. Aufgrund körperlicher Gegebenheiten (bis zu 7-fache höhere Verletzungsrate bei Frauen) sowie äußerer Faktoren (Untergrundgegebenheiten, Equipment) ist es zudem nicht unvermeidbar Verletzungen zu verhindern. Am effektivsten ist wohl eine Kombination auf verschiedenen Ebenen, also ein multimodaler Ansatz.

Hierfür sollte die Prävention bezüglich des Equipments und der Education geprüft werden. Aufgrund des Umfangs kann nicht vollständig auf diese Punkte eingegangen werden. Sie sind separat zu analysieren und gelten als Denkanstoß. Im Bereich des Equipments wäre eine mögliche Stellschraube das Schuhwerk, welches an den Untergrund angepasst werden kann. Betrachtet man den Aspekt Education so wäre es möglich, dass die Trainer, die Vereine oder die Verbände über Regeneration, Trainingssteuerung aufklären. Zusätzlich liegen auch die Spieler selbst in der Verantwortung, denn auch ausreichend Schlaf, adäquate Ernährung oder das Wegbleiben bei Krankheit oder Beschwerden helfen Verletzungen vorzubeugen. Ein weiterer Aspekt sind Trainingsprogramme wie das „Santa Monica ACL Prevention Project" mögliche Ansätze zur Reduktion der Verletzungen. Programm, welches 15 bis 20 Minuten dauert, kann dabei das herkömmliche Aufwärmen ersetzen (vgl. Aclstudygroup, o.D.).

Es umfasst die allgemeine Erwärmung, die Kräftigung sowie Stabilisierung der Beinmuskulatur. Weiterhin soll durch plyometrische Aufgaben die Landetechnik bei Sprüngen geschult werden. Abschließend werden Agilitätsübungen durchgeführt, welche auf das Beschleunigen und Abbremsen im Wettkampf vorbereiten sollen (vgl. Aclstudygroup, o.D.).

Wie bereits aus der Einleitung hervorgeht wird erhöht sich die Anzahl der Wettkämpfe. Im Falle des FC Bayern München, der aktuelle Verein von Correntin Tolisso, sind 34 Ligaspiele pro Saison zu absolvieren. Hinzu kommen potenziell sechs Pokalspiele auf nationaler Ebene und 13 Pokalspiele auf internationaler Ebene. Weiterhin ist der Franzose Tolisso Teil der Nationalmannschaft. Dies bedeutet, dass weitere Freundschaftsspiele, Qualifikationsspiele oder Welt- bzw. Europameisterschaften hinzu kommen. Wettkampfzahlen zwischen 50 und 60 sind also im Bereich des möglichen. Die zukünftige Herausforderung ist es daher für den Trainer und das Betreuerteam die Belastung adäquat zu steuern. Vor allem unter dem Aspekt, dass durchschnittlich alle drei Tage ein Wettkampf stattfindet. Auch die Reisen ins Ausland, ggf. mit verschiedenen Zeitzonen, müssen mit in die Trainingssteuerung einbezogen werden (vgl. Alexander, 2021). Nach der Verletzung ist das Ziel, wieder in das Hochleistungstraining einzusteigen, in der die   Zyklisierung im Fußball auf die Wettkampfserie gerichtet ist (vgl. Schnabel et al., 2016, S. 408).

> Verkhoshansky fand, dass Periodisierung kein geeignetes Mittel zum Trainieren der Sportler Elite sei. Das vor langer Zeit formulierte Prinzip sollte verworfen oder wenigstens an die gewachsenen Ansprüche angepasst werden, die der Terminkalender des Weltsports mit vermehrten Wettbewerbsreihen auf höchstem Niveau erfordert. (Alexander, 2021, S. 170)

Für das Trainerteam ist es daher wichtig die zentralen Prinzipien des Trainings in der langfristigen Planung umzusetzen. Alexander schätzt dabei die Belastungssteigerung, Spezifität, Variation und Progression im Hochleistungssport als am wichtigsten ein. Problematisch sind die immer kürzer werdenden Sommerpausen. Da in der Vorbereitung statistisch die meisten Verletzungen entstehen, ist es gerade in der ersten Phase der Saison wichtig eine progressive Belastungssteigerung durchzuführen. Dadurch ist es möglich auf Vorbereitungs- und Regenerationszeiten zu achten, um das Risiko von Schmerzen und Risiken zu minimieren (vgl. Alexander, 2021, S. 171-175).

Die Digitalisierung bietet dabei viele Möglichkeiten das Training zu steuern. Über GPS-Systeme in Verbindung mit Puls und Feedback-Systemen könnte es zunehmend mehr gelingen Voraussagen über die körperliche Reaktion des Athleten, nach einem Trainingsreiz, zu treffen (vgl. Alexander, 2021, S.171). Um das Training langfristig, aber auch kurzfristige bestmöglich zu steuern ist ein Zusammenspiel aus gesammelten Daten und Erfahrungen des Trainerteams unabdingbar um zusätzlich, neben Präventionsprogrammen, Verletzungen zu verhindern.

5. Zusammenfassung

Ziel dieser Arbeit ist es einen Überblick, über die Periodisierung und Trainingssteuerung des Rehabilitationsprozesses von einer Ruptur des vorderen Kreuzbands, zu geben sowie die Trainingssteuerung im Fußballsport kritisch zu hinterfragen.

Die Behandlung einer jeden Verletzung am vorderen Kreuzband ist differenziert zu betrachten und der Aspekt der Individualität eines jeden Patienten steht im Vordergrund. Unter Beachtung des Prinzips der Individualität ist es daher nur schwer möglich allgemeine Angaben zu spezifischen Fällen zu geben. Die differenzierte Analyse der Verletzung beginnt dabei bereits mit dem Verletzungsmechanismus und streckt sich über die Diagnose, inklusive Befunde. Diagnose und Befund wiederum helfen, in Verbindung mit der Zielsetzung des Athleten, die Behandlungsmethode festzulegen. Je nach Alter, sportlichen Anspruch, Grad der Instabilität , Lokalisation der Ruptur und Begleitschäden sind daher verschiedene Behandlungsmethoden vom Arzt zu empfehlen. Und auch im Rehabilitationsprozess reagiert jeder Körper anders auf eine Kreuzbandersatzplastik bzw. auf die vom Therapeuten gewählte Belastungssteigerung. Trotzdem ist eine grobe Einteilung in die vier rehabilitativen Phasen möglich, sodass der Therapeut, je nach Zielsetzung des Athleten, eine kurz-, mittel- und langfristige Trainingsplanung durchführen kann.

Ein Zusammenspiel für den Rehabilitationsprozess zwischen den Disziplinen Medizin, Rehabilitation, Physiotherapie und Trainer sind ebenso wichtig wie der Transfer des Wissens aus der Trainingswissenschaft auf den Patienten. Zusätzlich, um den Aspekt der Individualität gerecht zu werden, ist auch der Erfahrungsschatz der Therapeuten nicht außer Acht zu lassen.

In den meisten Fällen ist eine Kreuzbandverletzung mit langfristigen Verlauf mit arthritischen Folgen im Kniegelenk verbunden, weshalb eine Verletzungsprävention im Rahmen des Fußballtrainings sehr wichtig ist. Präventive Maßnahmen im Bereich Education und Equipment sind gleichermaßen, wie Trainings- oder Präventivprogramme, in Betracht zu ziehen. Auch durch die steigenden Wettkampfzahlen im Profisport des Fußballs ist die Trainingssteuerung ein nicht zu vernachlässigender Faktor.

Literaturverzeichnis

Aclstudygroup (o.D.). The Santa Monica Sports Medicine Research Foundation - The PEP Program: Prevent Injury and Enhance Performance. Zugriff am 17.03.2022 unter https://www.aclstudygroup.com/pdf/pep-program.pdf

AGA-Komitee (2018). VKB Ruptur - Therapie. Zugriff am 17.03.2022 unter https://www.aga-online.ch/fileadmin/user_upload/Themenhefte/Lig_II_VKB.pdf

Appell, Stang-Voss, (2008). Funktionelle Anatomie - Grundlagen sportlicher Leistung und Bewegung (4. Auflage). Heidelberg: Springer Medizin Verlag

Auerswald et al. (2018). Ersatzplastik des vorderen Kreuzbands in „All-inside"-Technik - Technik, Vor-, Nachteile und Outcome. Zugriff am 17.03.2022 unter https://link.springer.com/content/pdf/10.1007/s10039-018-0380-0.pdf

Bisanz, Gerisch (2013). Fußball: Kondition - Technik - Taktik & Coaching. Aachen: Meyer und Meyer Verlag

Blauth (2012). Vordere Kreuzbandrekonstruktion - Patienteninformationsbroschüre. Zugriff am 17.03.2022 unter https://www.unfallchirurgie-innsbruck.at/data.cfm?vpath=diverses/pdf_dateien/kniefolder---vordere-kreuzbandrekonstruktion

Boden et al. (2010). Noncontact anterior cruciate ligament injuries: mechanisms and risk factors. Zugriff am 17.03.2022 unter https://pubmed.ncbi.nlm.nih.gov/20810933/

Bordon (2006). Training Methods. Zugriff am 17.03.2022 unter https://link.springer.com/content/pdf/ 10.1007%2F88-470-0419-5_3.pdf

Buckup, Buckup (2012). Klinische Tests an Knochen, Gelenken und Muskeln - Untersuchungen - Zeichen - Phänomene (5. Auflage). Stuttgart: Thieme

Davies et al. (2017). ACL Return to Sport Guidelines an Criteria. Zugriff am 17.03.2022 unter https://www.ncbi.nlm.nih.gov/pmc/articles/PMC5577421/

FC Bayern München (2020). 251 Tage – Corentin Tolissos Weg vom Kreuzbandriss zum Comeback. Zugriff am 17.03.2022 unter https://www.youtube.com/watch?v=79OPIfLn6Wg&t=181s

Froböse et al. (2010). Training in der Therapie - Grundlagen und Praxis (3. Auflage). München Urban und Fischer

Glunk (2014). Vordere Kreuzbandplastik - Umbauprozess einer toten Sehne zum Band. Zugriff am 23.02.2022 unter

Hertel (2002). Standards der Sportmedizin - Verletzungen der Kreuzbänder. Zugriff am 17.03.2022 unter https://www.germanjournalsportsmedicine.com/fileadmin/content/archiv2002/heft04/stort0402.pdf

Hutterer (2021). Reha: Zwiete Kreuzbandverletzung durch Förderung der Neuroplastizität vermeidbar?. Zugriff am 17.03.2022 unter https://www.zeitschrift-sportmedizin.de/reha-zweite-kreuzbandverletzung-durch-foerderung-der-neuroplastizitaet-vermeidbar/

Hüter-Becker, Dölken, (2011). Biomechanik, Bewegungslehre, Leistungsphysiologie, Trainingslehre (2. Auflage). Stuttgart: Thieme

Kapandji (2009). Funktionelle Anatomie der Gelenke. Obere Extremität - Untere Extremität - Rumpf und Wirbelsäule (5. Auflage). Stuttgart: Thieme Verlag

Kohn et al. (2016). Verletzungen des vorderen Kreuzbandes beim Erwachsenen. Zugriff am 17.03.2022 unter https://link.springer.com/article/10.1007/s00132-020-03997-3

Körner (2009). Ein Modell der partizipativen Entscheidungsfindung in der medizinischen Rehabilitation. Zugriff am 17.03.2022 unter https://www.thieme-connect.com/products/ejournals/abstract/10.1055/s-0029-1220748

Kunz, Karanikas (2016). Medizinisches Aufbautraining - Grundlagen, Indikationen, Klinische Anwendungen. München: Urban und Fischer

Markworth (2010). Sportmedizin - Physiologische Grundlagen. Hamburg: Nikol Verlag

Mitek (2005). Soft tissue ACL Reconstruction Procedure. Zugriff am 17.03.2022 unter http://prod.mitek.depuy.edgesuite.net/PDFsforWebsite/900868.pdf

Papst (2010).Prävalenz und Prävention von Verletzungen der unteren Extremität im Profifußball. Zugriff am 17.03.2022 unter https://epub.uni-regensburg.de/21122/1/Prävalenz_und_Prävention_von_Verletzungen_der_unteren_Extremität_im_Profifußball.pdf

Parsons et al. (2021). Anterior cruciate ligament injury: towards a gendered environmental approach. Zugriff am 17.03.2022 unter https://bjsm.bmj.com/content/55/17/984.citation-tools

Petersen et al. (2005). Rupturen des vorderen Kreuzbandes bei weiblichen Athleten. Teil2: Präventionsstrategien und Präventionsprogramme. Zugriff am 17.03.2022 unter https://www.germanjournalsportsmedicine.com/fileadmin/content/archiv2005/heft06/Impressum.pdf#page=12

Petersen, Zantrop, (2009). Das vordere Kreuzband - Grundlagen und aktuelle Praxis der operativen Therapie. Köln: Deutscher Ärzte-Verlag

Schlumberger (2006). Sprint- und Sprungkrafttraining bei Fußballspielern. Zugriff am 17.03.2022 unter https://www.germanjournalsportsmedicine.com/fileadmin/content/archiv2006/heft05/125-131.pdf

Schnabel et al. (2016). Trainingslehre - Trainingswissenschaft: Leistung-Training-Wettkampf. Aachen: Meyer und Meyer Verlag

Schünke, et al. (2018). Prometheus - LernAtlas der Anatomie (5. Auflage). Stuttgart: Thieme Verlag

Steinmann, Allwang (2008). Verletzungen im Sport - vermeiden, behandeln, therapieren. München: Urban und Fischer

Sportschau (2022). Europameister Chiesa muss mit Kreuzbandriss lange pausieren. Zugriff am 17.03.2022 unter https://www.sportschau.de/newsticker/dpa-europameister-chiesa-muss-mit-kreuzbandriss-lange-pausieren-story100.html

Vavken et al. (2012). Nachbehandlungsschema und Return to Sports nach Kreuzbandplastik. Zugriff am 17.03.2022 unter https://sgsm.ch/fileadmin/user_upload/Zeitschrift/60-2012-2/LCA_Vavken.pdf

VBG (2015). Return-to-Competition - Testmanual zur Beurteilung der Spielfähigkeit nach RUptur des vorderen Kreuzbandes. Zugriff am 17.03.2022 unter https://www.vbg.de/SharedDocs/Medien-Center/DE/Broschuere/Branchen/Sport/return_to_competition_Kreuzbandrupturen.pdf?__blob=publicationFile&v=10

Widhalm (2017). Kreuzbandriss. Zugriff am 17.03.2022 unter https://aerztezeitung.at/wp-content/uploads/2017/09/State_Kreuzbandriss.pdf

Zilles, Tillmann, (2010). Anatomie. Heidelberg: Springer Medizin Verlag

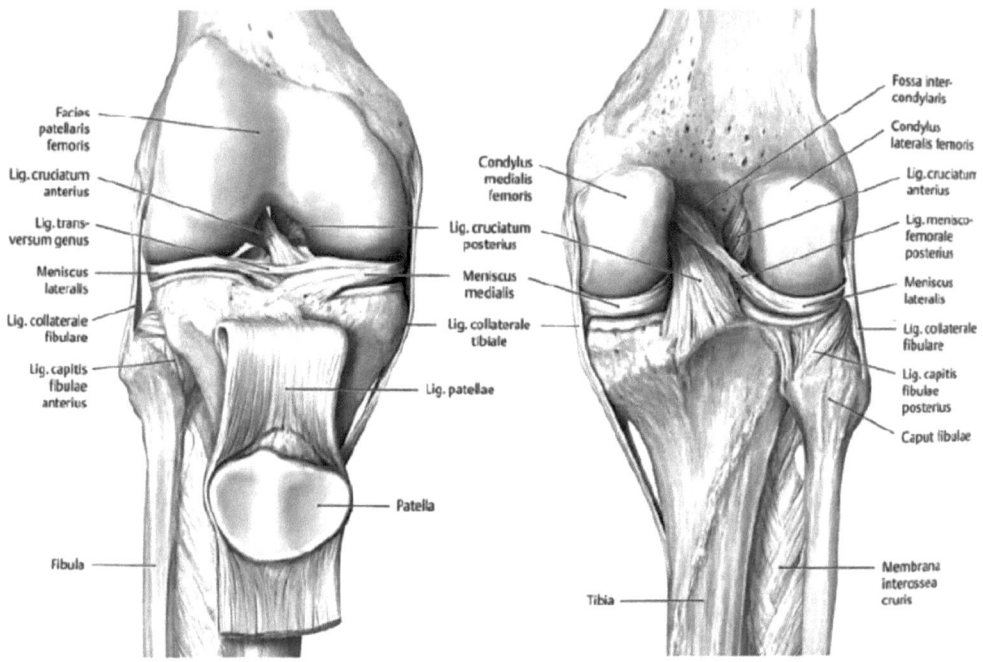

Facies patellaris femoris

Lig. cruciatum anterius

Lig. transversum genus

Meniscus lateralis

Lig. collaterale fibulare

Lig. capitis fibulae anterius

Fibula

Condylus medialis femoris

Lig. cruciatum posterius

Meniscus medialis

Lig. collaterale tibiale

Lig. patellae

Patella

Fossa inter-condylaris

Condylus lateralis femoris

Lig. cruciatum anterius

Lig. menisco-femorale posterius

Meniscus lateralis

Lig. collaterale fibulare

Lig. capitis fibulae posterius

Caput fibulae

Membrana interossea cruris

Tibia

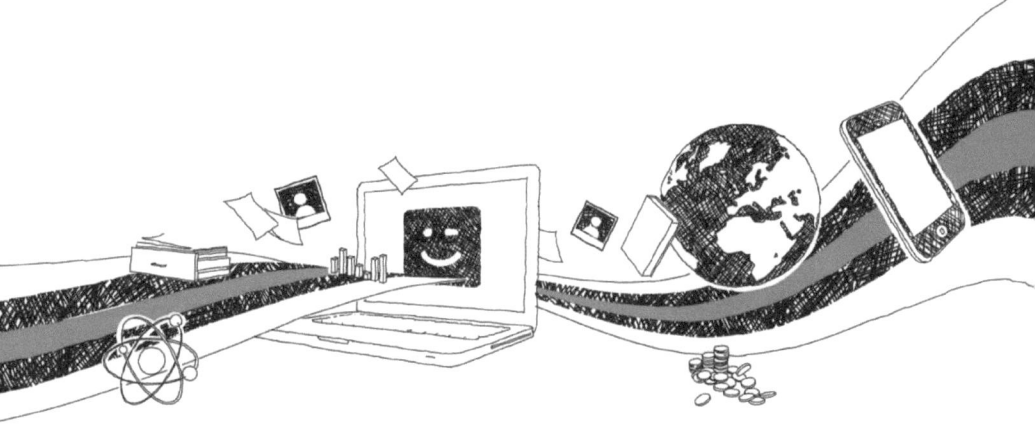
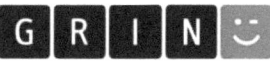